も く じ

高原　牧さんのこと ・・・・・・・・・・・・・・・・・・・・・・・・・門　眞一郎

はじめに ・・ 1

ひけつ1 ・・ 2

ひけつ2 ・・ 4

ひけつ3 ・・ 8

ひけつ4 ・・ 11

ひけつ5 ・・ 14

ひけつ6 ・・ 16

ひけつ7 ・・ 18

おしまいに ・・・・・・・・・・・・・・・・・・・・・・・・・・・・・・・・・・・・・ 21

歯科治療の工夫 ・・・・・・・・・・・・・・・・・・・・・・・・・・・・・・・・ 23

ＳＯＳ講演録 ・・・・・・・・・・・・・・・・・・・・・・・・・・・・・・・・・・・・ 25

高原　牧さんのこと

「あどけない笑顔とあでやかな京言葉に固い意志をくるみつつ、柔軟ながらもいささか強引に迫ってくる歯科衛生士、それが高原牧さん。いつだったか、とっぷり日も暮れ、そろそろ家路につこうかと帰り支度をしている私の部屋に、突然するりと入ってくるや、こちらに有無をいう間も与えず、あざやかな手つきで歯磨き指導携帯セットを取り出すや、たちまち私の机の上に店開き。さあ、お口を開けましょう、さあ、歯磨きをしましょう、さあ歯を染めてみましょう。ブラッシングができていないのはこの歯ですよ、と懇切丁寧に歯磨き指導をしてくれたのです。」下手を承知で野坂昭如風に書くと、高原牧さんと私の出会いはこんなことになります。その前日に私は自閉症について講演をしたのです。それを高原さんは聴きに来られており、講演終了後帰り支度をしているところに、つかつかとやってきて、一度私の勤務場所に赴いて話がしたいとおっしゃるので、「ああ、いいですよ。いつでもどうぞ」と返したところ、早速、翌日の黄昏ときに勤め先に私を訪ねてこられたのです。自閉症の子が不安をあまり感じることなく歯科を受診できるようにするために、日頃いろんな小道具を高原さんは開発されています。私への歯磨き指導が終わると、その小道具の新作を次々に披露してくださいました。

　高原さんが、日頃数々の工夫をこらして実践していることは、一言で言うと、『歯科診療の構造化』です。『構造化』とは『構造』を明確にすることです。『構造』とは、分かりやすく言えば、ある場面や状況の『意味と見通し』のことです。ですから、『歯科診療の構造化』とは、歯科診療という場面で行われることの『意味と見通し』ということになります。それを明確に示すことが構造化なのです。歯科診療で行なわれることは、なかなか患者にはわからないものです。私は医者ですが、歯科

医師免許はもっていません。私が患者として歯科医院で治療を受けるとき、いったい私の口の中で何が行なわれているのか、次に何が行なわれようとしているのか、いったいいつになったらこの場面から解放されるのか、といったことが素人の私にはよくわからないのです。レントゲンをとられて写真を説明されても、いまひとつよくわかりませんし、今日のところは、○○しておきます」と言われてもピンとこないのです。それでも面倒だから、あれこれ問い返さず、唯々諾々と応じているのです。いつかは終わる。それくらいは私にはわかります。しかし，自閉症の子には多分わからないでしょう。永遠に続くように思えるかもしれません。治療は終わることはない、今日は家には帰れない、とまで思うかもしれません。そう思ったとたん、間違いなくパニックに陥ることでしょう。

　何をされるのか。いつまで続くのか。いつ終わるのか。それが歯科診療場面での『意味と見通し』であり、『構造』なのです。それをわかりやすく示すためのあまたの工夫。高原さんのアイデアはいつ尽き果てるのか？その見通しは明らかではありませんが、いつまでも終りがこないことを願っています。この著作が第1作だと思いますが、これを皮切りに続編を続々と世に問うてもらいたいものです。読者の皆様と共に鶴首して待つことにいたしましょう。

　　2007年1月2日
　　　　　　　　　京都市児童福祉センター児童精神科医
　　　　　　　　　　　　　　門　　眞　一　郎

自閉症児の歯科治療7つのひけつ

はじめに

　「みなさん、歯医者さん好きですか？」この質問に何人の人が「はい。好きです。」って答えてくれるでしょうか？
　この冊子では、歯医者さんの魅力をたっぷりご紹介します。

　でも、何で「歯医者さん」なんやろ？歯医者さんを好きな人を探すのは難しいぐらい、嫌いな場所に抜擢される歯医者さん。
　あの音、あの匂い、あの振動…。そしてマスク越しに先生が話す「わかりにくい説明」何もかもが「もういやっ」って思わせてしまう原因なんでしょう。
　誰もが苦手な歯医者さん、自閉症の方もおそらく苦手なんじゃないでしょうか？
　けれど、たくさんの資源からできる支援は無限にひろがって、やがてその方の特性にぴったりの支援が生まれます。少しずつ。少しずつ。あせらない。

　この冊子を手にされた多くの医療従事者のみなさんや、親御さん、福祉、教育関係のみなさんに捧げる7つの魅力のメッセージ。
　好きになってもらうためには、まず相手を理解し好きになる事が大事です。

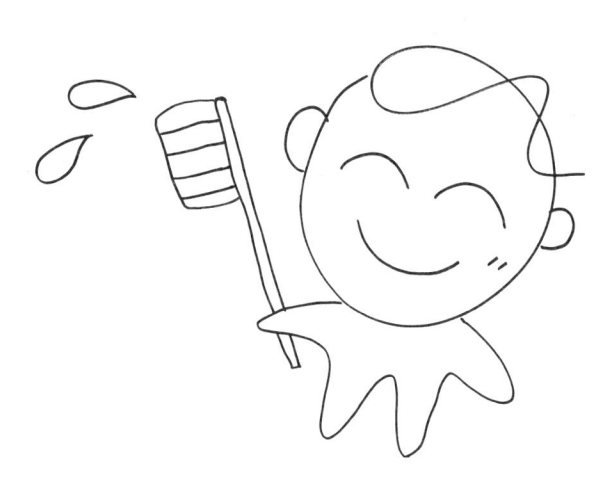

<ひけつ1>

≪うごきやすい≫

　さて、歯医者さんに到着！！「わわっ。」目に飛び込んでくるのは、こんなにもたくさんのスリッパや本。きちんと目的ごとに整頓されていますか？

たとえばこんな時…

　本が大好きなＡ君が来院し、本を見るなり土足のまま本箱に駆け寄りました。そこは二足制の歯科医院です。

　それを見たまわりの患者さんも、スタッフも大慌て。靴を脱ぐように言葉で言って入り口に戻そうとしますが、Ａ君は本に夢中です。無理に手を引っ張ったら今度は「いーっ」っと声を出して力を込めて爪を立てて手を握り返してきます。仕方なく、本箱の前で座り込むＫ君の靴をそーっと脱がせて代わりにスリッパを履かせてあげました。

　一度目がそうだったので、二度目三度目とその流れは毎回おんなじで、だだだっと勢いよく土足のまま入室し本箱の前で座り込んだら、スタッフがそっと履き替えるという流れを繰り返していました。
「言ってもなかなか解からないから…しょうがないね」「Ａ君が来る日は、受付の誰かが靴からスリッパへの履き替えを担当しようね」院内ではそういった申し送りがなされてしまいがちです。

　でも、どうでしょうか？それはＡ君にとっていいことでしょうか？Ａ君に二足制であることをキチンと伝えて、そこでの決まりを守ってもらうことができませんか？

　まずは、視界に入る「気になる刺激」を何とかしましょう。この場合の刺激はもちろん本ですね。本箱を入り口から見て死角に置くことも考えられますし、大きな布で本箱全体を覆う事も考えられます。

　それができたら、次は靴を脱ぐマークを足元の良く見える場所に置い

てみましょう。

　それだけで、その診療室でのルールを把握してその場に見合った動きができる場合もあります。布で覆った本箱は本人がめくって、本を取り出してもいいでしょうし、スタッフの誰かに「本を見せてください」と表出するコミュニケーションができるカードなどを近くに置いておくのもいいでしょう。

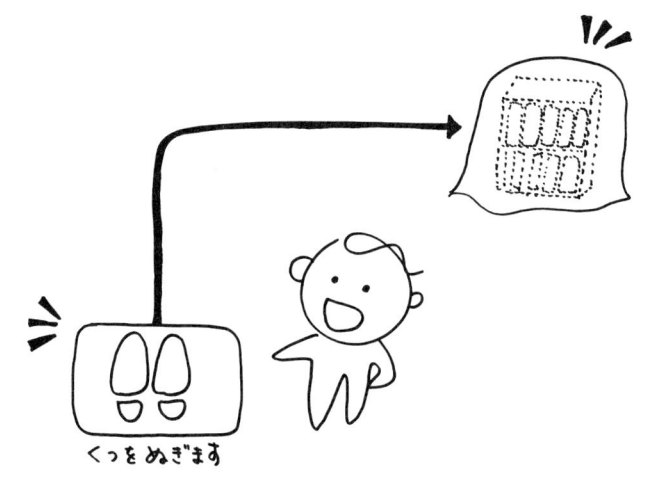

（足型　やじるし　本箱に布）

　こうした動きやすさは、歯医者さんだけでなく一般の医療機関でも考えられます。大きな病院にいくと、「このカードを持って内科二診の前で待ち、用紙を渡されたら記入して靴を脱いで中待合に入ってください」とか「薬局で名前が呼ばれたらお薬を受け取って、一階の会計にまわってください」など、口頭での指示が多いのですが、手元に解かりやすく図示したものをもらえたらとても動きやすいですね。また、薬局や会計などの順番もいつ呼ばれるだろうといつも緊張していなくても、順番を示す掲示板などがあれば安心して待ち時間を過ごす事ができます。自閉症の方への構造化もそれと同じ事なんですね。

　そこでの決まりや手順をわかりやすく示して、動きやすくて安心できる診療室にする事が大切ですね。

<ひけつ2>

≪よくわかる≫

　歯医者さんでのドキドキ感を募らせる因子として「何をされるかわからない」という事が考えられます。

　歯科衛生士である私でさえ、診療のアシスタントに付いている時に「今日はどこまで処置が進むのかなあ？」とか「この処置は、どっちの薬品を用意しておいたらいいかな？」と悩んでしまうぐらい歯科の診療の流れは日によって大きく変わります。

　患者さんにしてみたら、それ以上にわかりにくいと思います。すごく心配で待合室でもドキドキしている方が多いのではないでしょうか？

　歯医者さんから事前に説明はあります。医院によってそのスタイルはいろいろですが、詳しく模型を使って説明し「次回は歯ぐきに麻酔をしてレーザーという光の出る機械を使って、歯の神経の処置をします。処置後は2時間ほど食事できません。」などと比較的わかりやすい先生もいれば、マスク越しに「次回、神経取ります。」だけで終了される場合もあります。

　「ひゃぁぁ。神経を取るって…それってどんなんやろ？」
こんな気持ちになった経験、みなさんもあるのではないでしょうか？
そこで、その日の診療の流れを絵に描いて事細かく説明してみました。（以下、「術式絵ボード」という表現で示します）

　どんな器具をどんな順番で使うのか、またそれはどれぐらいの時間がかかるのか、それを伝える事で患者さんの不安な気持ちを少しでも和らげる事ができるのではないでしょうか？

　術式絵ボードには、3マスから5マスほどの枠に1つ1つの手順を絵で示しています。待ち時間がかかる項目には時間を伝えるものを追記しています。デジタルのタイマーやマグネットの数など理解の方法は個人によって違いがありますので、事前にどのような方法で伝えるのが良いかを本人またはキーパーソンに確認します。

何項目かある処置の中で１つ２つと順序良く終了していく…その決められた流れが感性にすっと溶け込んで、多少苦手な処置がその中に含まれていても頑張って受診してくださる場合もあります。
　また、１つ目の項目が容易で解かりやすいものにしておくことで、「ひとつめ」が簡単にクリアーでき、患者さんにも受け入れてもらいやすいです。

たとえばこんな時…。
　初めての歯医者さんで、緊張気味のＡちゃん。小学校の歯科検診で虫歯があるといわれて来院されました。刺激臭と機械の音で待合室から落ち着かず、診療室に入ったとたん逃げ回って大混乱です。
　初診時なので、とりあえずは口腔内を診たいと思いハブラシをみせると、さらにＡちゃんの恐怖心は増したようで、歯医者さんの持っているハブラシを取り上げ床にポーンと投げてしまいした。
　仕方なく、抱っこして診療台に寝かせ上からシーツで固定をして、開口器で口をあけ、ミラーで視診という流れに…。
　「今日は初日だからこれでおしまい。次回から少しずつ練習しましょう。小さな虫歯があるので、いずれは歯を削ります。虫歯の処置のときはちゃんと使う器具などを絵で示しますね」歯科医からはそう説明がありました。
　あらら…。それでいいのでしょうか？
　その日、Ａちゃんは診療室で終始泣き続けて、お母さんにしがみつきながら車に乗って帰りました。これでは身体も心も疲れてしまいますね。
　ここで大切な事は、難しい診療や苦手な診療になって始めて術式絵ボードを用いるのではないということです。初診時または、診察の初期の段階から用いる事で、「ここでは、この絵の流れに沿って診療をするんだよ」というルールを把握してもらう事が大切です。
　さらに、１項目が終わるごとに、「フィニッシュシール」を順番に貼っていき、今どの辺りまで処置が進行しているのかという情報を視覚的に解かりやすく伝える事で、患者さんの頑張る気持ちを高め安心して受診

してもらえるのではないかと思います。
Aちゃんの初診日の術式絵ボードを作成してみましょう。
1、ハミガキします（立ったままの絵）
2、おふとんにねます
3、お口をあける（あーっとお口あけて笑顔）
4、かがみでみます
5、お母さんの車でかえる（キーホルダーやシートなど本人に伝わるものなら何でも可）

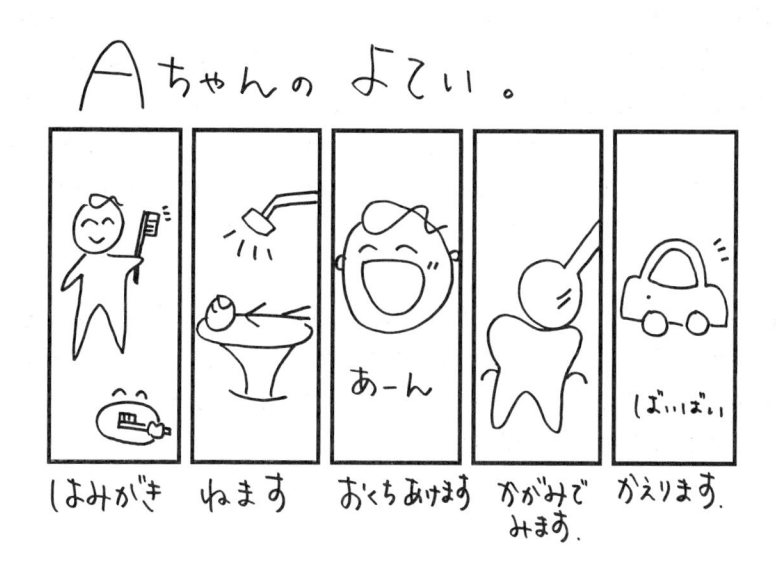

（術式絵ボード）

はじめは大混乱で、ボードに意識が向きにくいかもしれませんが、目の前ではっきり伝える事で「そこでのルール」として本人が理解してくださいます。
　みなさんが、初めてビデオのレンタルショップに行った日、初めてガソリンスタンドで給油した日、その場のルールがわからずにきょろきょろしたあの感覚、そうそんな感じです。することが嫌なんじゃなくて、わからないから不安なこと、たくさんありますよね。
　私も、歯科以外の診療に行ったら何をされるのかがわからなくて、ドキドキした時間を待合室で過ごします。処置中もお医者さんや看護師さんの手元が気になりますし、視覚から入ってくる機械や薬品の様々な刺激に最高潮の緊張感を迎えます。さらに、点滴や注射などをすることになってしまったら「あと何分ほどでしょうか？」「何本注射しますか？」とついつい質問攻めにしてしまいます。こんな時、術式絵カードがあったらなあ…。と考える事も最近多くなってきました。

　医療行為はわかりにくい、だからこそ、解かるように伝えていく必要があるのではないでしょうか？医療従事者は「伝えました」という事だけで満足するのではなく、「相手にしっかり伝わったか」という点をもう一度確かめて欲しいと思います。

<ひけつ3>

≪おしまいのみとおし≫

　なにかと「ながい」のも歯医者さんの嫌悪感を助長する一因です。この長さ、2つの方向から考える事ができます。

　1つ目の「ながい」は、診療時間の長さです。歯科診療室に入ってしまうと、材料が硬化するのを待つ時間や先生が他の処置から戻るのを待つ時間と、なにかと長くかかります。先ほどの章でもふれたように、あとどれぐらいかという時間を伝え、おしまいの見通しをもつことが安心材料になります。

　砂時計やマグネットの数で時間を理解される方もいれば、正確に何時何分とデジタル時計やアナログ時計で時間の管理をされている方も多いです。

たとえばこんな時…

　Bくんは診療中にいつも「あとどれだけ？」と不安そうに聞いてきます。今のところBくんは、時計や絵や写真の理解が確立していません。そこで、全体の量を10に分けてその時間を視覚的に伝えることができる「シール台紙」を作りました。10分の1が終わるごとに1つのシールを貼る。そうしてどんどん空白の項目がシールで埋めつくされていく。

　こまかい絵や写真ではなかなか理解しにくい場合も、このシールでならおしまいの見通しをもてるようです。毎回、おしまいの証としてその台紙を自宅に持って帰り、「歯医者さんにいってがんばったよ」とBくんの家族にも見せて喜んでくれているようです。

はにしろいつめものいれます。

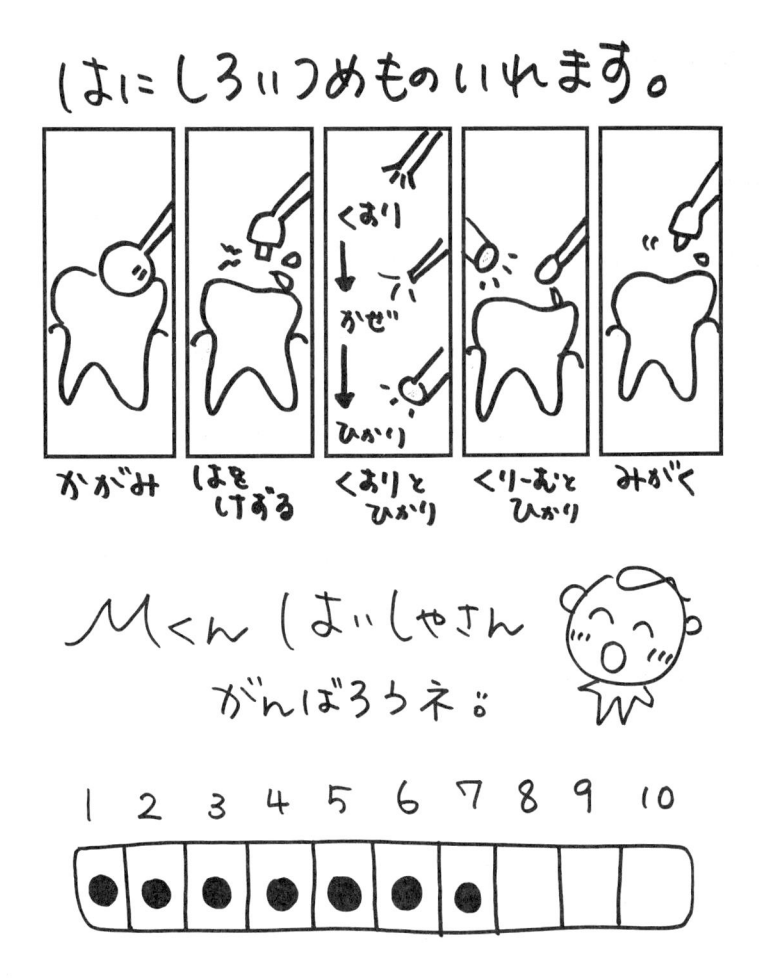

かがみ　はをけずる　くすりとひかり　くりーむとひかり　みがく

Mくん はいしゃさん がんばろうネ。

1 2 3 4 5 6 7 8 9 10

（10項目のシール台紙）

　しかし、行っているのはあくまでも医療行為です。私たちが予想する以上に虫歯が進んでいて処置に時間がかかる場合もありますし、診療中に思わぬハプニングがおき、同じことを2度3度しなければならない事もあります。
　ですから、この方法では、前半はゆっくりめにシールを貼り、余裕を持って後半を迎えられるようにしましょう。誰でもそうですが、徐々に

シールを貼る速度が遅くなるのは嫌ですが早くなる分には問題ないことが多いようです。

　２つ目の「ながい」は診療回数の長さです。
歯医者さんに一度かかると、何度も何度も果てしなく次回の予約を取っているような気がしてしまう患者さんも多いようです。
　治療の予定とスケジュールを事前に視覚的にカレンダーなどで伝える事もできますし、個別の診療計画ノートをつけて、計画を医療人側と共有する方法も考えられます。
　ただ、先ほども話したようにおしまいの見通しや終了の計画は、あくまでも予定であり決定ではありません。途中で何か起こってしまい計画が一変する事も考えられます。
　計画が変更になったときに、かえって混乱をおこすのではないかと懸念される場合もありますが、それは対応の方法を工夫すれば防ぐ事ができます。
「予定変更カード」をあらかじめ３枚ほど用意しておきます。まずは、このカードの意味を伝えるために、どちらを先にしても差し支えないような簡単な術式のときに、一度「予定変更カード」使ってみて、そのカードを使ったときは予定が変わります。という事を伝えておきます。

しかし、それだけでは解決しにくい場合もあります。

たとえばこんな時…
　Ａ歯科医院では、このおしまいの見通しを伝える支援を取り組む中で、患者さんが徐々に歯科診療に対して安心してくださるようになりました。
　ところが、歯科医師から「患者のＣさんは虫歯も歯周疾患も進行していて、かなり長期の加療が必要ですよ。長かったら１年近く通ってもらう事になるし、何から順番にするかも見通しを持てないから表現しにくい」と言われました。
　さて、こんな時どうしたらいいでしょうか？

まずは、口腔内の状態の説明と計画の立てにくさをキーパーソンに伝え、１年近く通ってもらわなければならない事を伝えます。
　次に、本人には、学校の時間割表や、習い事のように毎週の予定として「毎週〇曜日△時から歯医者さんに行きます」と、週間行事に組みこみ理解してもらいます。もちろん用事がある日や体調不良、祝祭日などは、歯医者さんもお休みです。伝え方は日常の予定と同様でいいでしょう。対象者が学生なら３月までの計画を、社会人や就学前なら１２月までの計画がわかりやすくていいと思います。その後は、また１年単位で取り組みましょう。途中で終了したら「修了証」などを作成し、定期健診へと移行するのもひとつです。
　長期療養になる場合は特に、患者さんの継続通院の意欲を高められるような工夫が大切ですね。

＜ひけつ４＞

≪えらべる≫
　みなさんは日常の中で、朝着る服から、夜にお風呂に入れる入浴剤の種類まで、朝から晩まで自己選択の連続だと思います。自分の好みで生活を送ることがあまりにも当たり前になっていて、逆にたいした新鮮味がないぐらいではないでしょうか？
　自閉症の方や障害を持っておられる方は、自己表出の機会がどうしても少なくなりがちで、自己選択の場面もあまり多くないのではないでしょうか？
　そこで、医療の現場で自分で選べる項目を設定してみました。医療行為とはもともと医療人側が患者さんに対して一方的に医療行為を提供するというイメージがあり、自分では何も選べない場面として位置づけられていますが、そんな中でも患者さんに自由に選んでもらえることができたら、本人のやる気にもつながるのではないかと考えています。

たとえばこんな時…

　5歳のDくんは何でも触りたがって診療室をうろうろ。処置が苦手でなかなか診療できないうえに、器具に対しての興味が多くて、落ち着きなく「これは？」「あれは？」とスタッフに説明を求めてきます。「今日はつかわないよ」と言葉で説明しても、Dくんの要求はまったく減らず、どんどん時間が過ぎていきます。

　そこで、診療室の機械類や小器具を絵に描いて、いくつかのカードにしました。そしてそのカードを貼る3つのマスを書いた台紙を作り、1つ目のマスに「Dくんがえらぶ」2つ目を「Aせんせいがえらぶ」3つ目を「Bえいせいしがえらぶ」と書き、「さいごに3人でがんばりましょう」としました。

　あらかじめ、先生と歯科衛生士はその日の処置に必要な機材を打ち合わせしておき、残りの絵カードには、Dくんが何を選択しても診療に差し支えないものを混ぜておきます。

　そして、いよいよ3人で絵カードを選びます。

　まずはDくん、多くのカードから1つを選んでくれます。それを自分のマスに貼って得意気です。そのあとに先生、衛生士と続き、でき上がりです。

　後は3人でその3つを順番にこなしていきます。

　Dくんは、自分が選んだ項目があるので、あとの2つが多少苦手であっても一生懸命がんばってくれます。3人で選んだから3人でがんばろう。そういう思いがあるんでしょうね。

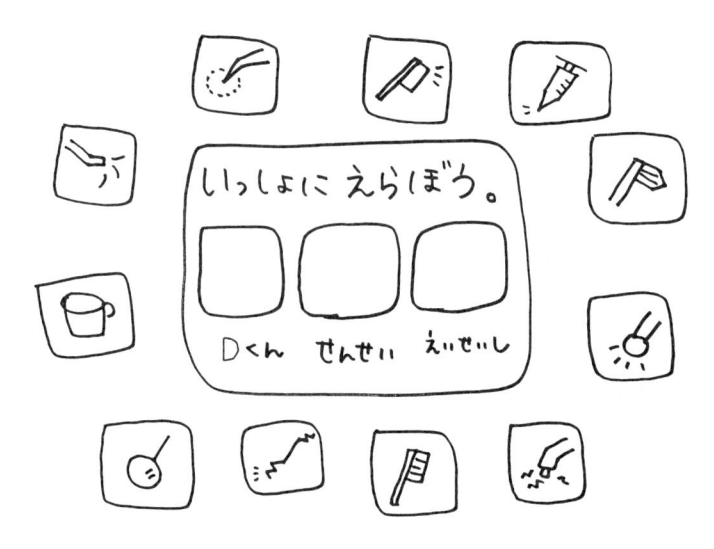

（3者選択カード）

　他にも、診療前に磨く歯ブラシの色や、診療をしてもらう診療台の場所などを、自分の好みで選んで決める事で診療に対する意欲が増し、より協力的に受診される事も多いようです。やっぱりみんな自分で選びたいですよね。

　それから、診療の後にごほうびとして、シールやメダル（私は首から提げる紙製のものを作っています）を渡す事も多くあります。がんばった直後に渡す事で、その頑張りがすぐにごほうびに直結し意味のあるものとなります。そのごほうびも自分で選ぶ事でよりいっそう楽しみに変わるのではないでしょうか。

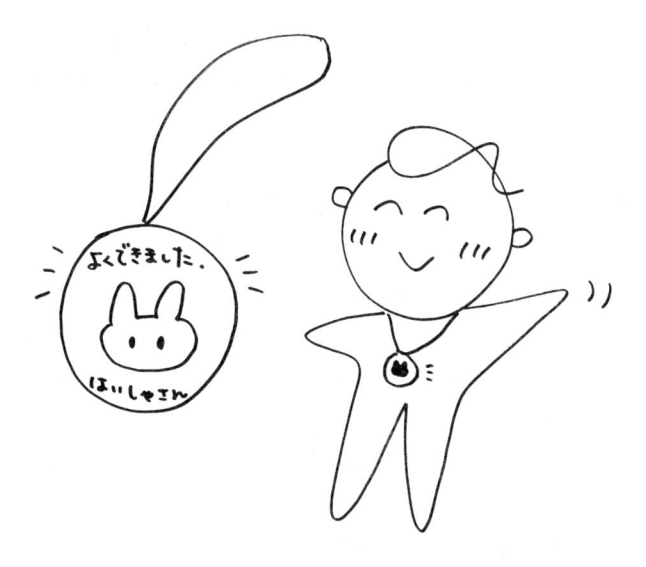

(強化子メダル)

<ひけつ5>

≪ずぅーっとできる。どこでもできる≫
　歯科疾患の治療の効果を持続するために不可欠なのはやはり「ハミガキ」です。このテクニックの上手さと、それをいかに習慣化させ日々継続するかによって歯科疾患の進行が左右されるといっても過言ではありません。
　「継続は力なり。」まさにそういう心意気で、毎日の丁寧な歯磨きを長く続けて欲しいものです。
　歯医者さんで、「歯磨き指導」を受けても、いざ家に帰ってみたらまったくできないとか、施設の先生に磨き方を上手く伝える事ができないなど、多くの問題を耳にします。
　その場限りにしない。家でも、学校でも、職場でもつかえる支援ツールがあれば、同じ内容で口腔内の健康を保つ事ができます。

個別の「ハミガキポイントカード」を作成し、写真で磨き残しが多いところを強調して示したり、ブラシの交換時期なども自己管理できるような項目があってもいいでしょう。

　家で生活をしているときにはできたのに、グループホームにいくとまったく磨けなくなってしまった場合や、逆に、作業所ではみんなと一緒だから磨くのに、家に帰ると磨かない。などなど、環境の変化で今までできていた事ができなくなる事があります。周りで支援する人も「この方はいつもどの時間帯にハミガキされているのかな？」「ハミガキは自分でしておられるようなので、仕上げ磨きはしなくても大丈夫なのかな？」と手探りのイメージだけで支援を済ませてしまっていませんか？

　本人が生活の中で困難とされる部分を、周りの誰かがその支援ツールをぱっと見て同じ内容の支援が出来る事がとても大切です。

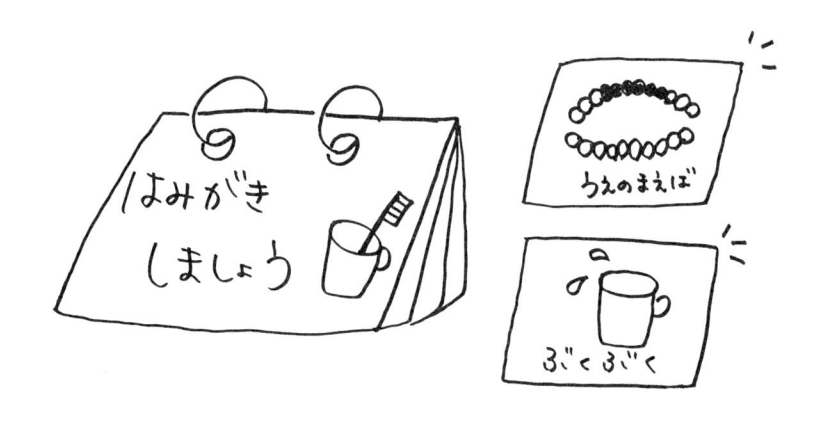

（ハミガキカード）

　そして何より、本人がしっかり磨けた感触をお口の中で感じてもらい、何より気持ちいい感触がいいとわかってもらえるようになるといいです

ね。爽快感を体得するのは難しいことですが、一度感じてもらえたら、後は汚れないように、そのキレイな状態を保ち続けてもらえるように周りが支援をして欲しいと思います。
　歯を磨く活動は、服を着替えたり顔を洗ったりする身辺の整容の中でももっとも難しい技術を要します。「ほかのことができるから、ハミガキだけをいつまでも介助するのは変ですから・・・。」と言ってまったく介助されない事もあるようですが、介助磨きをすることが、自立していない事ではありません。
　「ハミガキ点検してください」と、本人が介助者に対して自己表出する力を身に付けてもらうことは、皆さんが時々歯医者さんに電話をかけて「歯石の掃除おねがいします」と予約されるのと同じようなものです。出来ない部分を人にしてもらうことは、悪い事でも恥ずかしいことでもありません。
　放っておいて歯周病や虫歯になるほうが、個人の生活の質の低下につながり、よっぽど辛いことではないでしょうか。

<ひけつ6>

≪わくわくおしらせ≫
　予測を立てて行動する事が得意な自閉症の方はたくさんいらっしゃいます。そこで、次回の予定やそのスタッフについて、事前にお手紙でお知らせすることもできます。
お知らせの内容は大まかにはこんな感じです。
1、〇さんへ
2、予定の日時（もしくは△月の予約を取ってください）
3、スタッフの写真
4、その日すること
5、次回の予定

封書の表書きは本人の名前で書くようにします。本人宛の封書は、本人にとっても嬉しいようですし、より注目してもらう事ができます。

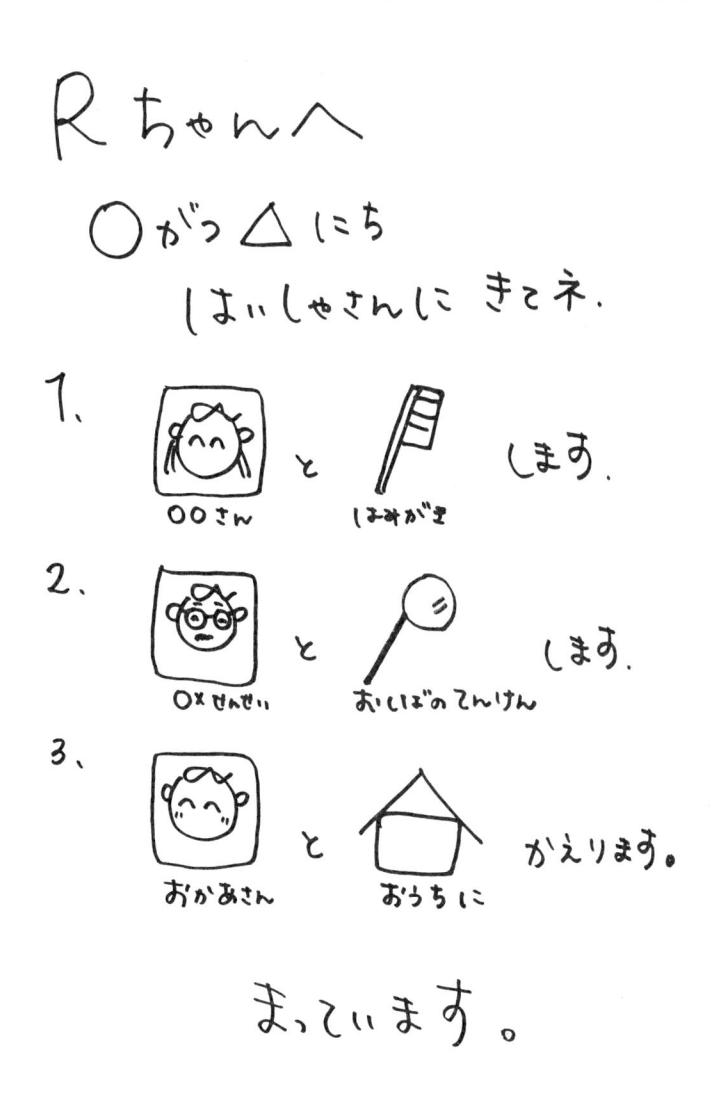

Rちゃんへ
〇がつ△にち
　　はいしゃさんに きてネ.

1. 〇〇さん と はみがき します.

2. 〇×せんせい と おくちのてんけん します.

3. おかあさん と おうちに かえります。

　　　　まっています。

（診療のお知らせ）

たとえばこんな時…
　歯科通院がいったん終了し、3ヵ月毎の定期検診をうけるRちゃん、歯科からのお手紙がいつも待ちどおしいようです。お知らせが届くと、書いてある手順どおりに自分で予約の電話をして、手帳に記入します。
　予定の日になると、作業所からの帰りにバスを乗り継いで歯科医院へ向かいます。そしてお知らせにある写真どおりのスタッフに迎えられ検診です。とてもスムーズに診察を終え、また3ヵ月後にお知らせを受け取る約束をして帰宅します。
　このRちゃんは歯科以外にも、地域の皮膚科に毎月1回、神経科に半年毎に通う必要があります。以前はお母さんがその都度予約を取っておられましたが、各科に相談し歯科と同じような手順で自己管理できるようなシステムを作ってもらいました。
　1枚の手紙だけで、予定をしっかり管理し忘れることなく通院できるようになりました。
　このように、ひとつの「できた」がきっかけになり、どんどん他のこともできるようになっていくこともたくさんあります。支援の輪がこうしてどんどんつながって、生活しやすい環境が広っていく事が大切です。
　便利な環境を設定する事、その人にとって「使える人」になることが好きになる事の第一歩ではないかと考えます。

<ひけつ7>

≪こんなことも聞いてもらおう≫
　患者さんの個性や特性を手探りで知るにはとても時間がかかり、そこに行き着くまでの間に患者さんにしんどい思いをさせてしまうことも考えられます。
　そこで、あらかじめ患者さんについての情報を聞くことが大切になります。
　親御さんからも、事前にある程度の事は伝えておいてもらえたら、適切な支援につながりやすくなると思います。
　たとえばこんな問診シートがあると便利ではないでしょうか。

問診シート

　　　　　　　　　　　　　　　　　　　　＿＿＿年＿＿＿月＿＿＿日

　　お名前＿＿＿＿＿＿＿＿＿＿＿＿＿＿＿

＊ご本人が自分で何かを伝えたい時の様子について当てはまる枠に○してください。

	実物	写真	絵	文字	記号	言語	その他	表出なし
～して欲しい（要求）								
～したくない（拒否）								
うれしいです（歓喜）								
こまってます（困惑）								
いたみがある（疼痛）								

＊誰かから何かを受け入れる時のご本人の様子について当てはまる枠に○してください。

	実物	写真	絵	文字	記号	言語	その他	表出なし
～へいきます（伝達）								
予定変更です（変更）								
～はしません（注意）								
順番待ちます（待機）								

＊理解力について当てはまる項目に○してください。

文字	ひらがな	カタカナ	漢字	理解なし	その他
数字	1から10	1から100	それ以上	理解なし	その他
時間	デジタル	アナログ	タイマー	理解なし	その他
スケジュール	日間	週間	月間	年間	その他
スケジュール形態	カレンダー	カード	縦配列	横配列	その他

＊運動機能について当てはまる枠に○してください。

	できる	できそう	できない	わからない
座る				
寝る				
歯磨き				
コップを持つ				
ぶくぶくうがい				
がらがらうがい				

＊生活習慣について
- 過敏なものはありますか？
- 食習慣（ごはん・おやつ・のみもの）の特徴はありますか？
- 癖はなんですか？また、それが出ているときの気持ちはどんな感じですか？
- 歯磨き習慣はありますか？

＊すきなもの（安心材料）は何ですか？
- 場所
- 人
- 色
- 音
- その他

＊にがてなもの（混乱因子）は何ですか？
- 環境
- その他
- 変化

おしまいに

　初めて自閉症の方がパニックを起こして混乱されている場面をみたのは、15年ほど前の事、まだ私が歯科衛生士の専門学校に通う学生のころでした。
　レストランでいつもの「カツ丼」がないことに対して、大きな身体を激しく床に押し当てて、寝そべったままゴミ箱をけって、着ているシャツを引き裂かんばかりに強く指に巻きつけます。
　さっきまで一緒に歌を歌いながら歩いた、友達の弟。
　その彼が、一瞬の出来事に強く何かを伝えようとしている。
　「カツ丼」なかったことがそんなにしんどいのか…。「なんでないんよ…。今日に限って」そう思ってしまう自分がいた。
　私は、私が置かれている状況も、相手が何を期待してるかもわかっているのに、全く何もできずにその場に立ちすくんでしまった。
　友達は、弟の手を引いて店を出た。外に出て、「今日はカツ丼ないね」「カレーを食べに行こう」と諭しています。その彼らの、光景をまるで景色のように見守ってしまう自分。

　「びっくりさせてごめんやで。」何もできない私にも気を使ってくれる友達。そうじゃない。「何もできなくてごめんやで」何かができる人には程遠いかもしれないけれど、せめて、彼の思いを理解できる人になりたいと強く思ったのを今でも覚えています。

　おんなじ方法が、みんなにいいんじゃない。個性も障害特性もいろいろ。いろいろだから、楽しいし、いろいろだから嬉しいし。価値が多様にあってこそ豊かな社会っていえるんだと思う。
　一つの方法ができなくて「これはあかん」って投げ出さないで。
　あかん時こそ、その方が教えてくれるサイン。見逃さないで。
　目の前の事に飛び付いたりしがみついたりするんじゃなく、患者さんが何を伝えようとしてくれているのか、そのとき自分がどう在りたいか

をしっかり考えるようになることがお互いの成長につながっているんだと思います。
　これからも、好きな人をいっぱい想う心で支援のリレーが続く事を願っています。

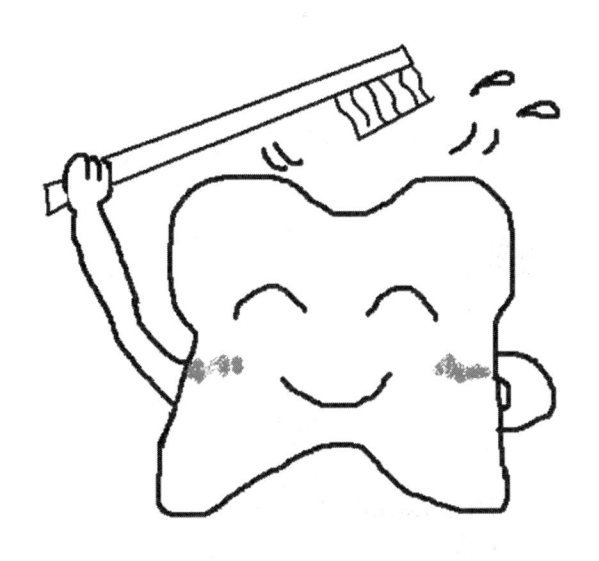

<いろいろな歯科治療の工夫>

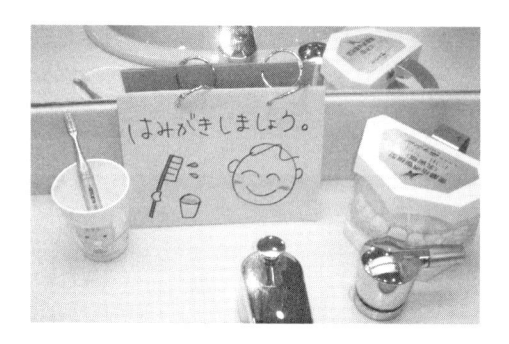

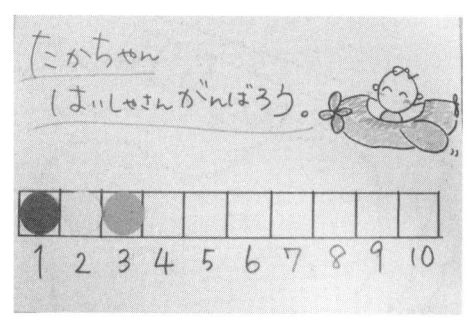

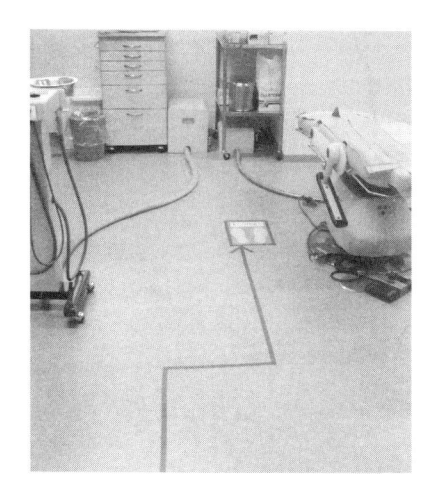

24

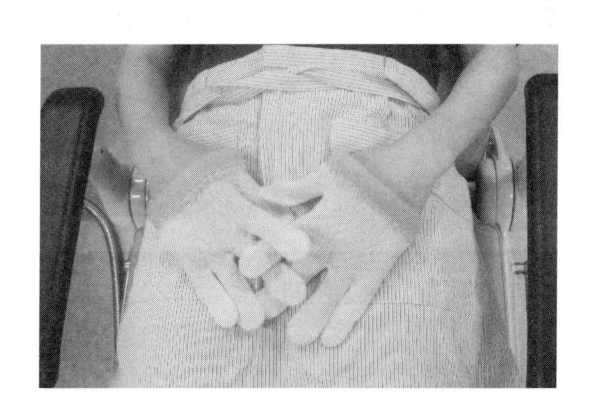

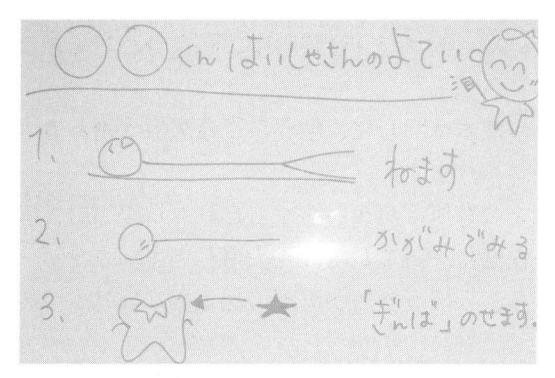

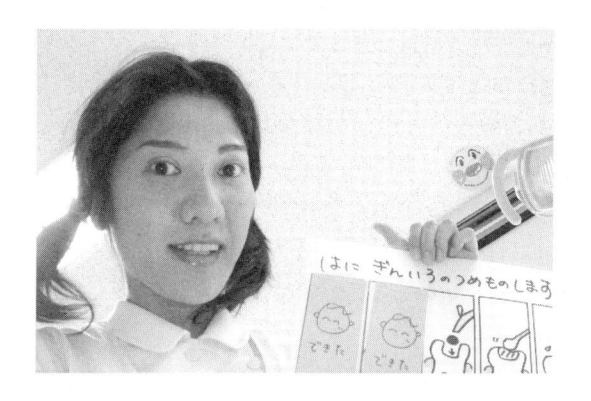

自閉症スペクトラム患者さんとのコミュニケーション
－ライフスタイルを臨床にいかして－

（講演録：東北大学ＳＯＳセミナー講演会　2005.2.14）

高原　　牧

＊本講演録は、当時の臨床内容についての記載を一切カットし、現在の臨床から得た新たな視点で改正したものである。

　患者さんと向き合いながら感じることが日々の臨床の中でいろいろありまして、それを自分の中で少しずつ蓄積していって、また次の患者さんにつなげていく、そういう経験の中で私自身が学んだことを伝えたいと思います。
　まず、医療の基本に関して、私が日ごろ医療に携わる中で思っていることがいくつかあります。
　最初に、障害の有無にかかわらず、だれもが平等に、病状に見合った最良の治療を快適に－ここがすごく大事だと思いますが－快適に受診することができる、ということが医療の揺るぎない基本の姿勢だと思います。
　現場には、さまざまな障害を持った方が来院されるのですが、緊張があるからとか、解剖学的にこういうことは無理だろうということで諦められ、診療を受けられずにいる患者さんもすごく多いんです。ですが、そうではなくて、障害の有無にかかわらず、平等に、その病状に向き合った診療を提供していきたいと私は思っております。

　歯科というのは医療の中でもどんな分野であるかを考えますと、まず「長い」ことです。一回の診療が始まってからも長いですし、処置の回数も長い。
　そして「嫌い」ということ。これは音やにおいが嫌いであったり、振動が嫌いであったりと、嫌いなこともたくさんあると思います。

それから、「楽しくない」。患者さんの視点ですが、何かと楽しくないことが多いと思います。それに、「いや」なことも多い。
　それから、「わからない」。何がわからないかというと、口は目の真下にありますから、自分で実際見ることができません。手が切れたりすると、縫ってもらっているシーンを自分で見ることができますが、お口の中の歯の神経が出血しているなどと言われても、実際に血の味がするわけでもないし、なんとなくわかりにくい分野だと思います。
　そういう特徴の、頭の文字をつなぐと「な」「き」「た」「い」「わ」ということになります。
　そんな泣きたくなるような歯科をどうしたら楽しいものに変えていけるか、そういうことを考え、実践しながら日々取り組んでおります。

　臨床の中で、「広汎性発達障害」―これは「自閉症スペクトラム」という言葉とほぼ同意語ですが―、この患者さんを診させていただく機会が最近すごく多くなっています。
　広汎性発達障害について、基本的なことを説明いたします。

　(中略)本来の講演ではここに、自閉症スペクトラムの障害特性が9項目にまとめられ、丁寧に説明されていますが、紙面の都合で省略させていただきました。編集部

　では、自閉症の患者さんのそうしたさまざまな障害特性をどのようにフォローするか、サポートしていくことができるかということですが、まず1つ目は構造化です。
　仁平先生が、イギリスの自閉症協会が提唱している「SPELLの法則」に言及されていましたが、「SPELL」とは、Structure(構造化)、Positive（肯定的な対応と適切な期待）、Empathy（共感）、Low arousal（興奮させない環境つくり）、Link（連携）の頭文字を取ったものです。ここで私も支援の過程で大切なことをスライドのようにまとめてみました。SPELLと重なることが多いですが「構造化」「具体化」「習慣化」

「共感」「連携」そして、この5つの根底には「個別化」という概念が必要であると思います。同じような学年だから、同じような障害だから、同じような認知力だからといって、まったく同じ支援が通用するかというと、そうではありません。個別でアセスメントすることがすごく大事だと思います。

　この6つをいつも頭に入れながら日常臨床に携わっています。

　そもそも、私はなぜ自閉症の患者さんのことやコミュニケーションのことを勉強しようかと思ったかというと、医療の基本はコミュニケーションだと、ほんとに思うからです。

　私自身も患者になったことがありますが、どんなに上手な治療でも、コミュニケーションのとれないお医者さんにはあまり診てほしくないという気持ちがあります。技術がいいとわかっていても、すごく高圧的な先生とか、看護師さんをアゴで使うような先生はいやです。ある程度の技術でも、優しかったり、患者さんの気持ちになってくれたりすることがすごく大事だと思うんですね。

　歯科衛生士になる前にアルバイトをしていた京都の歯科医院にアンパンマンみたいな先生がいらっしゃいまして、そこでほんとうに患者さんのことを真摯に思う気持ちとはどんなものか勉強させてもらいました。

　まだ高校生だった私は、なんてすばらしいんだろう、この先生の考え方、とても共感できるなと思って、そこから衛生士を志望するようになりました。

　その根底にあるのは、コミュニケーションをとるということだと思うんです。インフォームド・コンセントとは、患者さんにきちんと説明をしてから同意を求めるという概念ですが、それだけではなくて、「インフォームド・アセント」が大切だと思うんです。法的規制に伴わない、たとえば知的障害がある方でも、情報処理が困難な自閉症の方に対しても、今から行なう治療のこととか、何のためにそのような処置、治療をするのかということを説明して、本人が同意してくれる、「わかりました、処置をしてもいいよ」というような関係が確立してこその医療で、一方的では絶対ダメだと思ったんです。

その中で、もちろんエビデンスも必要だと思います。そういったところを本人もしくは親御さんに伝えることの大切さを学んだ中で、自閉症の患者さん、広汎性発達障害の患者さんとはコミュニケーションをとりにくいと、自分の中ですごく悩んだ時期がありました。
「どうしてかな」帰りに握手をすることも、治療が終わったらギュッと抱きしめることもコミュニケーションの1つだと思っていたのに、それをしたらひっかかれたような痛みを感じるような自閉症の子たち。診療はすごくうまくできたのに、高原が手を差し出す、それだけでもう大混乱を起こしてしまう患者さんたちを見て、どうにかしてそういった患者さんたちの心の近くに寄り添いたい、そう考えて、じゃあ勉強しよう、自閉症のこと、コミュニケーションのことなど、もっと知って、もっと患者さんに近い存在になろうということをすごく感じて、この勉強を始めるようになりました。
　そして、やはり自閉症の方だけではなく、どの患者さんに接するときも、そういったコミュニケーションベースの医療を提供することが、今でも、これからも大事なことだと考えられるようになりました。

　具体的にどういった構造化をしているかという話をしていきたいと思います。
自閉症の方は特に目から入る視覚的な理解がすごく強いですから、まず、ここは歯医者さん、歯科医院ということで、受付や診療室の入り口に顎模型を置いたり、歯ブラシのおもちゃを飾ったりして、ここはなんとなく、口とか歯とか歯ブラシが関係する医療現場なのかなということがわかってもらえるように置いています。
　そこでのルールをわかりやすく説明するために、「ここでスリッパをぬぎます」というマークも置いています。形の枠にぴったりスリッパをそろえて上がってくださる患者さんを見て、視覚的な理解が強いことを再認識します。
　目に静かな環境ということをよくききますがですが、まさに自閉症の方は目にうるさい環境がすごく苦手です。いろんなところから視覚情報

を入手されていますので、目で見えるものがあり過ぎればあり過ぎるほど、何に集中していいかわからないようになってしまうんです。

　ですから、カーテンでスッと区切りをつけたり、不要なものを布でくるんだりしています。いらないものが見えないと、低刺激な環境で過ごしてもらうことができます。

　診療室は、すごく広いスペースなのでどこに集中していいかわからず、自分の座る場所や、自分が行くべきところ、するべきことがわかりにくいので、各椅子に番号を振ってあります。番号のところに呼んで入ってもらう。場所にこだわりがある場合はその場所に行ってもらいますし、端っこの落ち着いた環境を選ぶことが多いです。その端っこのチェアーはロールスクリーンで遮蔽する事もできます。目につくマークをつけることによって、自分がどこに行ったらいいか、わかりやすくなっています。

　輪番制の診療室の場合、曜日によって先生が違いますから、きょうは金曜日で山田先生に診てもらったのに、次の来院となる違う曜日の表示を見て、「仁平先生しか、いはれへん」となって大混乱ということが起こるかもしれません。「違うんよ、きょうは火曜日やから仁平先生。ほら担当でしょう。こないだ診てもらったのは金曜日やから山田先生いてはるでしょう」というふうに、わかりやすく構造化しておくことによって、担当医がいなくても混乱することがなく、納得できるような情報提供ができるんです。こういったことも写真つきで示すことによって、なぜそういう状況なのか、"きょうは何曜日だからこうだよね" ということがわかりやすく示してあります。

　次は「ここに座ります」という文字を刺繍したクッションを紹介します。歯医者さんの診療台はベタッとしていて、注目すべきポイントがどこなのかがすごくわかりにくい椅子だと思うんです。患者さんに、「はい行くよー。こっちこっち」と導入したときに、診療の椅子の真ん前のところで、"いやだ" という拒否が見られることがあります。歯医者さんが絶対いや、治療がすごくいやなんだろうと思って、"いいから座っ

てよ"という感じで手を引っ張ったり、背中をポンポン押したり・・・という展開が予測されます。ところが、どうしてもその患者さんは、すごく困った顔、表情をされて逃げていく。

どうしてかなと思いますよね。そこで、紙に、おしりの絵を描いて―そんな複雑な絵ではなくて、ハートのような半分に割れているおしりの絵を描いて―、「ここに座ります」と書いて、上に置いてみると、そこに座ってくれることもあるんです。

いやなんじゃなくて、その椅子の意味がわからない。どこに自分が身を寄せたらいいかがわからないので、つまずいておられたんだなとようやく、相手の心が見えるということもあります。このように、こちらが思っているつまずきのポイントと、相手が思っているつまずきのポイントが全く違う、そういうことがものすごく多いんです。

そういった患者さんに手描きの紙では、おしりの絵はすり減って読めないようになってくるので、布製に切り替えたというわけです。「ここに座ります」「背中つけます」という概念がパッと見ただけでわかって、そのわけのわからない物体への身の納め方を、これだけで理解することができたんです。そういった構造化もすごく意味があるなと思いました。

自閉症の方には水が大好きな方が多いので、水が見えるとそればかりに集中されます。歯科のコップを置くところは、空になって置けば自動的に水が補充されます。普通は、家などで口をゆすいだりして、最後はコップは空の状態でおしまいですが、置く度に補充されますから、おしまいの見通しが持てないんです。ですから、汲まなくていいように機械をセッティングしたりとか、上に紙袋をかぶせて、水に集中しなくても済むようにするという患者さんも中にはいらっしゃいます。見えるがゆえに気になるところは、もう見えないようにしてしまうということがすごく有効だなと思っています。

次に、治療のときに患者さん自身が何を知りたいかを考えてみました。皆さん歯科の専門家になられる前に歯医者さんに行かれたことがあると

思いますが、何が知りたかったですか。何か不安なこととかなかったですか。歯医者さんだけではなくて、医療従事者になってしまうと、何となくその続きの処置が予測できたり、何となくこういう味がするとか、こんな音がする、ということがイメージできます。ところが、そういう経験が全くない子どものころとか、学生のころを思い出してもらったら、不安がよぎると思うんです。

　まず、1つ目にいつ終わるのという不安があると思います。おしまいの見通しを持ちたいということです。2つ目は、どうしてそれをしなくてはいけないのかということ。今のままでも噛めているのにと思っていても、いや、これは後々、顎の関節に悪い影響があるから、抜かないといけないですとか。やはり、何のためにその処置が必要かということはすごく知りたいわけです。その2つ、おしまいの見通しと診療行為の意味を必ず伝えることが必要だと思います。何のために、いつまでかかってそれをするかという見通しがすごく大事だと思います。それがうまく伝えられたら、コミュニケーションがうまくとれるのではないかと思います。

　次に、「きょうのメニュー」ということで、きょうは何をするか、何のためにそれをするかということをこの術式ボードで示しています。このスケジュールは、上から下へ、あるいは左から右へ書いていくのが理解してもらいやすいと何かの文献に書いてありましたのでそのようにしてみました。

　きょうは歯を抜きます―抜歯ですね。まず最初に歯を見る、次は魔法をかけて歯を抜いて、綿をかんでということがあります。高機能自閉症の方は、魔法をかけるという抽象的な言葉にするとなかなか理解しにくい場合も考えられますので、そういった方には、「歯に麻酔をします。注射をします」と本当のことを書くこともあるんですが、その人の個性、特性によって分けています。

　絵を描くときのポイントは、全て笑っていることです。
何となく、あなたにとっていやなことではなくて良いことをしますよ、ということを笑顔で示したり、あとは最初の歯をみるということ、ここ

を簡単にクリアできることにしておくことがすごく大事なことだと思います。

　ゲームが好きとか、コンピュータで埋めていくのがすごく好きだったり、パズルが好きだったりする自閉症の場合、こういった方法に対して、「1つ目をクリアしたら最後まで絶対したい」という特性をもっておられることもあります。1つできたら「歯を見るよ・・・はい見ました」というふうに「できた」シールを貼るんです。そうしたら、この「できた」「できた」が揃っていき、始まったら次へ次へと進まないといられないような状況が自然と成立します。どこまでできたかという事もこうして示すことでわかり易いです。

　この「できた」シールですが、何年か前の自閉症カンファレンスで発表させてもらったときに、ある先生から「フィニッシュシールをつけたほうが、時間の経過がわかるよ」というコメントをいただいて、それからフィニッシュシールつくるようになりました。私は臨床家で、研究するというよりも、いろんな方に聞いてもらって、そこからもっといいヒントをもらいながら、また次の患者さんにつなげていきたいと思っています。ですから、、今日もフロアーの先生方から、いろいろなアドバイスがあれば教えてもらいたいなと思っています。

　視覚支援は絵だけではなくて、写真がわかりやすい方もおられます。そのシステムはほんとうに色々で、写真、絵、シンボル、実物・・・様々です。個人のわかりやすい方法に合わせて提示する事が大切です。

　このように、写真を入れるためのタペストリーをつくったりもしています。100円ショップに名刺ケースみたいなものが売ってありますので、それを布にミシンで縫いつけるだけです。1番、2番、3番と順番番号をつけ、できたものを下のポケットに入れていくんです。そうしたら、「今は1が下に落ちていて、次は2をするよ、2はこれやで」と先生が見せていて、患者さんは写真と実物を見て、自分が次に何をするかがわかる、というものです。

　これは私がつくったんですが、もしつくろうと思われる方は、ミシン

の布の厚み調整するとき、「厚目」にしておいてください。はじめ私は何本もミシン針を折りました。プラスチックをミシンで縫うのは無理があるみたいです。布の厚さ選択を厚めにすることと、ミシン針も頑丈なものを使われたほうがいいと思います。100円ショップ以外のプラスチックケースは縁が固くコーティングしてあって、より質のいいものなので縫いにくいです、安くてシンプルなほうが縫いやすいと思います。

　医療機関では、「はい、では○○さん、きょう何しときましょう」と言われることはないですよね。たとえば食事をしに行けば「和食か洋食か、どちらにされますか」とか、美容院に行けば「きょうはどんな色にされますか」と聞いてくれて、利用者側が選べることがすごく多いです。ところが、医療の中で、「きょうはどうしときましょう」ということはなく、先生が一方的に「これが必要です、これしますよ」ということで、何の面白みもないというか、自分の意見をあまり聞き入れてもらえない。だから、お医者さんは嫌みたいなことにつながると思うんです。
　何でもいいんです。「きょうはどちらする？」と本人に選んでもらう。そのあとの処置は先生が選ぶとして、まず「練習は、鏡にする？　歯ブラシにする？」と聞いて、自己選択をしてもらうことによって、信頼関係を構築することができるんです。自分で選んだのも、"ここはしてくれるよ、その続きは先生が決めるんだな、自分も先生も選んで、何かが始まるな"ということを患者さん自身が知ってくれるといいなと思いました。

　これはPECS（ペクス）というコミュニケーションの学習概念の中でもあったんですが、先生がいて、本人がいて、後ろから衛生士が関わるんです。先生も衛生士も本人の前にいて、「どっちにする？　どっちにする？」ではなくて、自分は選んでおられる患者さんの後ろに回って、先生が「どっちする？」と言われて、後ろから手を持つ。その中で指差ししたものがきょうのテーマになっているという約束ごとをまず入れるためには、だれかが後ろに行って、その患者さんと一緒の方向で先生と

向き合うというようなプロンプト、働きかけが大事になってきます。
　それと同じような概念で、"3人で選びましょう"というカードを作ってみました。たくさんあるカードの中から自分も選んで、先生も選んで、衛生士も選んで、みんなでそれをやるぞというような方法です。
　むし歯を削って穴を埋める、クリーム塗りますとか、型採りしますでも構わないんですが、何を選んでも大丈夫なようなカードを中にまぜておいて、コップと歯ブラシでもいいし、電気の歯ブラシでもいいし、ミラーで見るでも構わない。何を選んでも話が成立するようなものを中にたくさん混ぜておいて、「さあどれにする？」と、楽しみながら自己選択も促しながら、他者が選んだものに多少いやなものがあっても、"3人で選んだし、3人でしよう"と思ってもらえるようなプランをつくってみる。

　ソーシャル・ストーリーというものがあります。高機能自閉症の方とかアスペルガーの方に社会性の勉強をしてもらうために社会的な概念とかルールを物語にするといったものです。対人関係の場面を想定して、"こうなったときはこういうふうにするんですよ、こういうふうにすることがみんなの中で安心するからですよ"というような、なぜ今そういうふうにしているのかというストーリーをつくります。"講演会が始まったらみんなは話を聞きます。お話ししたいことが自分の中であっても、みんなは我慢しています。席を立ちたくても静かに座っていますよ。11時30分が約束だからです。終わればお話できるので安心していてください"というようなストーリーを通して伝えることによって、その状態を、"何となくわかっていたけれども、どうしてなんだろう"ということをフォローするような、社会性のルールを伝える方法があります。
　むし歯がありますよ。むし歯を放っておくとこうなることが多いですよ。だから今から頑張って削りますよ。削るときには音もするし、痛みがあるかもしれません。でも大丈夫、痛みがあったときには左手を上げると、していたことが休憩になります。ただ、痛いときには麻酔というのがあるんですよ。麻酔はチクッとします。でもそのあと削るときの痛

みはありません"というような物語をどんどんつくっていくんです。
　一人称か三人称で書くのがいいということなんですが、一人称で、"あなたはきっとこういうふうになりますよ"と、"みんなは我慢していますからぼくも我慢します"というような書き方で書いたり、あとは新聞記事的な感じで、三人称的に書くような方法もあります。ソーシャル・ストーリーとは、当然のようにわかっていることが、高機能自閉症の方には理解しにくいところを、うまく埋めることのできるシステムだと思いました。

　問題行動を解決するためにソーシャル・ストーリーを使うのではなくて、対人関係の場面の意味や、ほかの人の気持ちを理解してもらえるためにそれを使うというふうに、キャロル・グレイという先生が1991年に書かれています。
　問題行動を取り上げるために、「それはしたらあかんよ、ダメだよ」ではなくて、「ここにはこんなルールがあるんだよ、だからあなたは次にこうしたほうがよりいいんですよ」ということで、適切な方向に導いて、最終的、結果的に適切な行動ができるように、というようなストーリー性のあるものを活用することは歯科でも有意だと感じています。

　ここからは具体化です。具体的にということで、モデリングが有効です。「一緒に磨こう」。私も診療中はポケットに歯ブラシを差しておいて、「はい磨こう、はい磨こう」と、いつでも磨ける態勢をとっていることが多いです。診療中は、何度となく自分自身の歯も磨いているんですが、歯ブラシの持ち方とか、歯ブラシをどこに当てるかとか、横にモデルがいて演じることによって、モデルを見ての視覚的な理解をされることも強いので、自分自身も磨くことができます。

　具体化の2つ目ですが、先ほどの術式ボードとか写真のとかは事前準備が必要です。患者さんが来られて、いきなり絵を描いたり、写真を撮って、その大きさに切って、1から10まで並べるとなるとけっこう時間も

かかりますし、瞬時にそれをすることはなかなか難しいんですね。

　そこで、すごく簡単に具体的に示す方法として、きょうやるものを色トレーに全部に載せておき、使い終わったら白トレーに、ポンポンポンと移動させていく方法もあるんです。色トレーが空っぽになって、"全部移動し終わったらきょうはおしまい"というような、おしまいの見通しを持つことができます。これをするときの注意事項ですが、"逆流禁止"。どっちに置いたっけ、急いでいて歯磨きをどかしたりすると、ついついポッと戻したりするんですが、それで少し混乱を招いてしまうこともあります。ですから、何回も使いたいもの―ミラーとかピンセット―、そういったものは多めに用意しておいてください。戻したのに、最後見たいのは咬合面と思っても、見られないんですね。多めに持っておいて、最後に使わなかったら、口唇にチョンチョンと当てて、はい終わり、早送りでうれしいなという気持ちはいいんですが、足りないのはすごいピンチです。もしこれをされるときには、多めにてんこ盛りにしておいてもらって、どんどん移動していく方法がいいかなと思います。この方法はすごくわかりやすくて、わりと発達年齢が低い患者さんにも有効ではないかと思います。あったものがなくなっていく。ポケットとかを使って、まったく見えなくなってしまうというのもいいかなと思います。

　次に、"10ずつ頑張ろう"というルールを紹介します。診療中何度となく10を数えます。"イーチ、ニー、頑張って、あと10やで"という感じ、"いつまで続くの？この10は・・・"というぐらい数えてしまうんですね。その10の数、あと何回10をしたらおしまいだという事がわかり易いようなジグをつくってみました。
　10数え終わったら⑩を外して、ポッケに片づけていくんです。そうすることによって、"あと10がんばったらできるよ、あと10を3つでできるよ"というのがわかってもらえます。
　スタッフのほうから"えー、今日は30秒でしなあかんの？"とか言う声が聞こえてきそうですが、そうではないんです。その10の長さは自由

で、10を数えるタイミングとかも、口を開けているときだけ10を数えるとかいうルールもそこではでき上がりますので、イーチ、ニィ、というのがどれだけで終わるかを示しているだけのものであって、実際にかかる時間はわりと柔軟に対応することができます。でも、患者さんとの信頼関係は揺るぎなく、"10があと3つやな、2つやな"というふうに思ってもらえると思います。決してこれは30秒で終わりなさいという意味ではないことを、事前にスタッフに説明することも大事だなと思います。

　具体化のもっといいものが、ライトタイマーです。これは市販されているものです。電気がぽちぽちと消えていく、10の概念と同じです。ノブみたいなのを長くする方向にクルッと回すと、消える間隔が1分とか2分とか延びていって、短くすると10秒毎にどんどん消えていくようなもので、最後のところにきたら緑の電気がつくというものです。さっきの1、2と同じで、長くもできれば短くもできます。

　歯科でよくする歯垢の染め出しも視覚的理解を促す最たるものだと思います。"ここが汚れているから、それを取ります"と、いたってシンプルな視覚支援であると思います。ただ、ここも注意が必要ですが、口唇についたピンクはしばらくとれないということ、歯ブラシについたピンクはとれないということを事前に必ず伝える必要があります。自閉症の患者さんは、もとの状態に戻らないと大混乱されることが多々ありますので、要注意です。
　ピンクに染まった歯ブラシを日常の歯ブラシとして使うことがどうしてもいやだという方は、染め出し用と、そうでないときに使う歯ブラシとを分けてもらうと、いいんじゃないかと思います。事前に、あとあとこうなりますよということを必ず伝えるようにしています。
　視覚支援はこんな風にも使えます。歯医者さんがちょっと席を外される時間がありますよね。印象材が固まる間とか、他の患者さんに行かれる時間とか。患者さんと衛生士だけになると、患者さんは、"もういや

だ、帰っていいのかな"と思って、スリッパのほうをちらっと見る。そうしたらスリッパが見える。見えたスリッパは履いてもいいということにつながるので、見えないようにふわっと布で隠してしてしまうと、帰ろうとされなかったんです。視覚的に刺激を与えるものを周りに置いておくと、"次のステップに行ってもいいんだな"という理解になってしまうんですが、ちょっと隠すだけで患者さんに「まだ帰れない」ということが伝わる。そういったことを通して、つまずきのポイントを知ることが大事だなと改めて思いました。

　具体化ですが、抑制治療についてです。もちろん歯科の中では抑制帯、ネットを巻いて口を開けさせておく開口器とかもありますが、手が上がってくる患者さんの、手全体をくるむのではなくて、上げていけない手はどこに収めておいたらいいのを示すためのー「手袋腹巻」と呼んでいるんですがーつくってみました。胴体にまくベルトかエプロンに軍手を縫い付けてそこに手を入れてもらう簡単なものです。
　これによって、上げてはいけない手を収めておく場所がわかってすごく有効なのと、患者さん自身の自発的な思いで手を収めることができるのがすごくいいんじゃないかと思いました。
　これは歯科だけではなくて、いろんな診療科で使ってもらうこともできますし、実際、京都の養護学校では身体検査のときや歯科検診で使って下さっています。
　手袋腹巻きを作る時にもまた注意事項があるんです。これもまた100円ショップの軍手ですが、軍手って、手首の部分がふさがりやすいようにキュッとしぼりが入っていますよね。しぼったまま縫うと中に手が入らないんですよ。手袋をするときは引っ張って入れますが、スッと自然に入るためには、ここにゴムがあるとダメなので切ります。切ったらほつれてきます。ほつれをうまく利用して、手芸屋さんで売っているバイアステープでかがってください。何ともいえない、"ここに手を入れて"という空間ができ上がってきます。縫い付ける軍手の角度ですが、指先が微妙に絡まるぐらいの位置で縫い付けるのもまたポイントで、タテ・

タテにしまうと、不自然な感じで肩が疲れてきます。これぐらいで、おなかの上で手を合わせる、おなか痛いときによくするウーンという姿勢がありますよね。そのぐらいになるのがいいかなと思っています。作られる方は参考にしてもらったらいいかなと思います。

　次は、共感です。レントゲンを撮るときのコーンは鼻の部分がすごく長いです。初診のときにこのデンタルを撮る症例がすごく多いですよね。
　最初に出会った歯科の機械が、こんな大砲みたいな、冷たい、ノメッとしたものだと怖いし、何ともいえない気持ちになります。そこで、これをゾウに見立てて、"きょうはゾウさんがほっぺにチュッとしますよ"というようなモチベーションで導入していきます。
　それから、自閉症の患者さんは光モノが大好きな方が多いです。TEACCHのトレーニングセミナーというのがあって、ここで担当させてもらった方に、余暇の時間に過ごすオモチャをつくってくださいと頼まれて、紙コップにビーズみたいなものを入れてシャカシャカと振るものをつくったんです。そうしたらずっとその余暇の間に楽しんで使ってくださったので、これはいいと思って、診療室に帰って、一またまた100円ショップですー。TEACCHのトレセミのときにつくったマラカスはシャカッといったら終わりでしたが、100円ショップのは軽くて安くてクルクル回るというメリットがついていて、静電気を起こして、ここで回転するんです。重いのは下に落ちるんですが、軽いのがひっついて、クルクルクル回ります。それがまた何とも言えない、すごくきれいなんです。オモチャを作るということは、自閉症の患者さんの感性にすっと寄り添うことにもなるんだなと実感しますね。待合室で一緒に遊んでいることも多いです。ほんとうに楽しいですよ。

　最初は、障害を持つ患者さんに接したことがないという職場の人もいてはると思うんですが、そのことの楽しさとか重要性、どこの部分に重きを置いて、どこの部分で力を抜いていいか、そういうものの力加減が伝わりにくかったんですが、そのあたりもやはりうまくコミュニケーショ

ンすることで回避できる部分です。

　次に、習慣化です。少しずつ診療室の中に入るのに慣れてもらう患者さんもいます。病院とか歯医者さんというだけで、中に入ってくるのが全くできないという患者さんがおられます。においでダメとか、音でダメ、感じがダメ、白衣がダメとか、ダメダメだらけなんです。そこで患者さんに、"きょう一緒に歯を磨くだけの場所だよ"ということを説明するために、診療室の外で歯を磨くこともあります。

　診療室の前の道に車を止めてその中でまずは磨き、その後日には車の外で椅子を置いて磨き・・・というようにその日はどこまでするのかを事前に写真などで見せてその通りにします。2人で磨くのがわりと落ち着いてこられたら、"次は高原さんが磨きますよ"という感じで・・・ほんとに小さなステップの歩み寄りなんです。少しずつ少しずつが大事なんです。"この高原というやつは、なんかようわからへんけど、見せた写真どおりのことしかしいひん人やな"ということを、そこで理解してもらうんです。信頼関係の確立というのはすごく地味です。地味ですが、そこをしっかりしておくことによって次へ次へ進んでいけます。患者さんとの信頼関係を確立するためには、患者さんの視点で物事を捉えることが大事です。確かにもっと進めそうな日もありますが、そこで進んでしまうのがダメのもとなんです。あくまでも、写真で示したところまでだけやるのが肝心です。診療室のあるビルのほうに興味を持たれたとしても、"はい、帰りますよ"と、駐車場のクルマのキーを見せて帰る。いけそうな日でも無理をしない。それは絶対に大事です。約束通りのことを約束のところまでする。そういったことで、ほんとに信頼してもらえるようになり、それが続いていったらいいなと思っています。

　ある自閉症の子どもさんのお母さんとお話をしていたときに、お母さんは「"母親なのにどうして私になついてくれへんのかな、どうしてギュッとこちらに来てくれへんのかな"と、すごく悩んでた」という話をされるんです。

　その方は本も出されていて、そこにも書いておられる内容なんですが、

「私は、お母さんであるけれども、その子にとってすごく便利で、すごくわかりやすい人であるということが、その子にとっていいお母さんなんだ。私がそうしたいお母さん像ばかりに回りが振り回される、その子を振り回すのではなくて、その子がほんとうに必要としているお母さん像は、便利でわかりやすい人なんだ」というのを聞いたことがあります。

　私自身も、"歯科の高原さん大好きで、高原さんに会いたくて"というのがやはりうれしいですが、そうではなくて、患者さんが必要としてわかりやすくて"便利な人"であればそれで十分なのかもしれない、そう思うようになりました。

　治療が終わったときにスーッと背を向けて帰っていく患者さんに、最初は"すごくさみしいな、終わったら握手をしたい"という思いがあったんですが、終わった患者さんと握手して、視線を合わせて帰ってもらうということができなくても、自分がわかりやすくて便利な存在とみられればそれで十分ではないかと思えるようになりましたし、終わったという事実を伝える、あるいは達成したよという満足感を得てもらうことは、何物にも代えられないのかなと思えるようになってきました。

　次に、習慣化です。「歯磨きしましょう」ということで、一定の流れをつくっています。リングカードに歯の絵を描き、1ブロックずつ磨くべきところを少し大きくして色を塗っています。上顎が終わったら、ブクブクうがいをして、次に下顎。下顎も同じような感じでつくっていて、終わったらおしまい。　水場に置きますので、コーティングをすることが大事で、家に持ち帰ってコピーし、リングカードをそのまま置いている患者さんもけっこうおられます。リングをはずして療育教室の洗面台に貼って使ったりもしています。歯磨きといえばこのカードというふうに、だれかがいなくても、自分一人でも生活習慣の中に歯磨きが導入できたらいいなと思ってつくってみました。

　ブラッシング圧は、伝えるのがすごく難しいんです。ゴシゴシゴシゴシッと、鍋でも磨くんですかというぐらい、すごく強く磨いている人もあれば、逆に、弱すぎるといいますか、口唇に少し当たったぐらいで、

ハイやめ、みたいな患者さんもおられて、それをうまく視覚的に伝えたり、構造化したりするのはほんとに難しいなと思います。

　また、抽象的なんですね。もっとがんばって磨いてというのは、強く磨いてほしいという意味だったり、やさしく磨いてというのは弱く磨いてほしかったりするんですが、その理解がなかなか難しかったのを鈴でカバーすることができました。強く磨かれる人には、リンリンって聞こえたらダメですよ、リンリンって聞こえないぐらい、そっと磨いてください。逆に圧力が少ない人には、リンリンって聞こえるほどに強く磨いてくださいねということを説明しています。この負荷のかけ方ですが、鈴は、ヒモが長ければ長いほど音がしやすかったり、音がしやすい人には針金にかえたりと工夫して、その人の適切な圧力にするまで負荷のかけ方でコントロールすることができます。目に見えない圧力を、音とか振動でわかりやすく伝えるようにしてみました。

　あとは、ハブラシの持ち方です。執筆状で持ってくださいと言っても、なかなか難しいので、写真で正しい持ち方を示したものを洗口場に置くのもいいでしょう。部位が変わるとどうしても変わってしまうので、毎回、自分で確認してもらう必要があります。上顎は執筆状で磨けても、下顎はどうやったかなというのがあるので、そういったものを照らし合わせて見えるよう、持ち方のエラー修正がすぐできるように、それも自分でできるようにという工夫をしてやります。これも習慣的に取り入れてもらえたらいいなと思います。

　歯磨剤の量ですが、テレビのコマーシャルでは、歯磨剤はコテッとたくさん盛ってあるんですが、実際に使用すべき量は、ごくわずかです。でも自閉症の患者さんはメディアからの情報をとても忠実に守っておられることもあります。すごく遠いところで津波が来たとか、地震があった、戦争があったという場合でも、アスペルガーの方は「先生、もし津波が来たらぼくはどう構えたらいいんですか」といった質問をされます。どこでそれが起きているかというその距離感を把握することができなかったり、コマーシャルだから見えやすいようにしてあるということがなか

なか理解できなかったりすることもあるようです。

　そうしたときに、"たくさんはダメで、少しはいいよ"というような、写真とつけた視覚的なツールをつくってみますと、納得して、"なるほどこちらはよくないんだな、こちらは正解、じゃ自分が磨くときはこれにしよう"。しばらくこれでうまくいけてたと勝手に思っていたんですが、「テレビはウソつきだ。ダメなことを教えているじゃないか」ということになってしまって、新しく別のテレビバージョンをつくりました。"テレビではこちらが〇、こちらがペケ、なぜなら・・・"と、さきほどのソーシャル・ストーリーですね。テレビは見やすいために、だれが見てもわかるようにこういうふうにしてあります。でも、「だれだれさんが磨くときはこちらのほうが適切な量なんですよ」、「実際に使うとき」、「テレビのとき」と書いて、〇と×。そうしたら、どっちも〇もついているし、否定ではなくて、状況ごとの説明がそれでできるということです。

　いいと思った支援もつまずいた時に、その支援をやめてしまうと次に何も生まれません。それをフォローするような何かを入れることによって、適切な行動と、また適切な理解を促すことができます。何となくわかるだろうというところを図にしたり絵にしたり写真にしたりすることで、何となくという概念がすごくわかりやすく、クリアになることが多いです。支援とはそういったことの積み重ねなんじゃないかなと思います。

　習慣化のためにはお手紙を出す事もあります。「〇ちゃんへ。次の歯科は◇月〇日です。△先生とハミガキ練習しましょう。待っています。高原」というすごくシンプルなお手紙です。もちろん封書の表書きが自分宛てなんですね。親御さんに聞いてみると、自分宛ての手紙って、大体、社会福祉事務所からとかの医療券が入っていたとか、そういった野暮ったいものばかりしか届かないのに、あえて自分宛ての封筒、ここで注目してもらうことが大事です。写真や手紙を見ることで、こういうことをするんだなとイメージできますよね。

　予告することによってスケジュールに組み込むこともできますし、事

前に何をするかがすごくよくわかります。もっと事細かに術式の流れを全て送っている患者さんもいれば、"歯科に来てね"といった、サラッと軽い通知を送っている方もいます。この辺は個別化で絶妙なものがあります。送る時期も絶妙で、月ごとスケジュールというのを組んでいる人がいたら、ひと月の初めに組んでおかないと予定変更がなかなか入りにくかったり、3日前ぐらいにしないと、そのことばかりが気になって、「◇月〇日！◇月〇日！！」と繰り返される人もいるということなので、お母さんに、そのあたりの細かいこと、どういう感じで入れたらいいかを個々に聞きながらやっています。もちろん、パソコンでのやりとりができる高機能の方は、パソコンでメールを送ったりFAXで送ったりすることもいいかと思います。

　時間外のやりとりというのもコミュニケーションの中で必要なんじゃないかと思います。患者さんの運動会などにもよく行きます。歯科の診療中はやはり緊張されていますから、日常が知りたい時は授業参観とか、運動会、バザーなどにも行くようにしています。

「一緒に始めましょう」ということで、私の話を聞いてもらって、どうやってそれを始めていったらすぐに生かせるかという話をしていきたいと思います。私の講演を聞いてもらったあとには、「よかったわ、うんうん、何となくわかった。」というところで次につながってくれはったらすごくうれしいのですが、そこで終わってしまうことがけっこうあるということを聞いていますので、この話を追加することにしました。

　まず、「何から始めましょう」ということで、歯医者さんですから、お口の中の主訴を聞きます。「痛みがありますか、腫れていませんか、出血は？　本人が気にしているところは何ですか」、これに付随して、「お母さんが気にしているところは何ですか、施設の先生が気にしてはることは何ですか」というのも、もちろん聞きます。
　痛みがとれるということが強化子につながることもけっこうあります。

"痛かったのを治してくれはった"。強化子というのは、その何かをがんばろうとするきっかけになるようなことです。歯科の一番の理由、がんばりのもとになるのは、いま痛いところがなくなっていって、いい状態になるというのが強化子になるというのがベストだなと思うので、そういったところも観察します。

次に資源の活用。まず、傾聴です。情報を収集します。生活背景とか好き嫌いについては、お母さんが何より確かな情報をたくさん持っています。細かいことでもいいんです。「この子、石が好きなんです」とか、そういった歯科では言わなくていいだろうと思われるような小ネタがお母さんの中には溢れています。その小ネタをどんどん収集して、それを自分だけでとどめておくのではなく、必ずサブカルテに記入します。

サブカルテを作って、その子の自閉症の障害特性に合ったアセスメントができるように、入手した情報を自分だけにとどめておかず、他のスタッフが担当しても大丈夫なように記録として残していくことも大事です。そこに、「何々君は石が好きらしいです」とか「食べ物はこんな感じです」「ほかの医療機関ではこんな感じです」という情報を書いておくと、他のスタッフも共有できる。それがすごく大事です。使える資源を必要な支援につなげていく、それはすごく大事なことです。

もちろん、他の医療機関にも連絡をとります。親御さんの了解を得たうえですが、「精神科はどこに通ってはりますか」、「耳鼻科はどんな感じですか」とか歯科と似ているのが耳鼻科か眼科なんですね。「眼科ではどんな感じで診療受けてはりますか」と聞いていきます。使える資源をその必要な支援につなげていくためです。

そこまで聞けたら、目標の設定をします。医療人側が必要としていること、この子は抜歯の必要があるかな、本人ができる範囲はどこまでかな、浸麻はできるかな、開口は自分でできるかななどを検討します。できることと、なすべきことの調整をして計画を立てます。

そして大切なことは、継続的なケアです。むし歯があるときだけ来るのではなくて、何もないけど歯科に行って歯を磨くというような継続的

な定期健診や、あとは家庭でのフォローが必要です。よく写真を撮って帰られるお母さんがいて、「高原さん、洗面台に貼ってありますよ」と言われるんです。「高原さんを見ている間はがんばって歯を磨きます」、そういうモチベーションになったりもするみたいで、家での口腔清掃活動も、いつも歯科とリンクできたらいいなと思っています。

　それから、「できた」というのがその場限りにならないように、ほかの診療科でも汎化できたらいいと思います。急激な痛みが起きても、その場所は信頼できるところ、わかりやすくて都合のいいところになっていたらそれでいいかなと私は思うんですが、都合よく自分の口の状態をわかってくれて治してくれる都合のいい歯医者さん、だから、急な痛みが起きても、いやだいやだではなくて、行こうと思ってもらえるようなところ。あとは、ほかの診療科でもこのスキルがつながればいいなと思っています。それが自立スキルの向上につながるようにと願っています。

　"たかが歯科、されど歯科"だと思うんです、歯科でできたことが、ほんとにその人の自信につながって、もっともっとできることが増えていったり、自己選択の幅が広がっていったり、他者とのコミュニケーションが意味のあるものだという理解が広がったりと、歯科から発信することもすごく重要で、有効ではないかと思います。

　だれが相手でも、その一人一人がうまく生きていけるような環境を本人さんがこれからどんどん周りに発信できるためには、そういった関わり方がすごく必要になってくるのではないかと思っています。

　最後に、「歯医者さんにいって」。よくかめて、硬くても平気、あと、唾液のコントロールができて、楽しくごはんが食べられて、最終的には笑いたくなる、ということで、泣いておられた患者さんも、帰り際に素敵な笑顔を見せてくださったらいいなとおもっています。縦に読んだら「ヨカッタワ」ということで、"ほんとに歯医者さんに行って、よかったわ"と思えるような医療を提供できたらいいなと思っています。

患者さんと何かが共有できるということはすごくうれしいことです。親御さんにとって大事な命ですし、その命に直接触れることが許された資格って、すごく貴重だなと思うんです。医療従事者というのは、日がたつにつれ、"治してあげている、やってあげている"というおごりがやはり出てくる部分があるかもしれないですが、そうではないんだということです。本当に限られた職種だけしか体験することができない、命に触れるという大事なところに身を置くことができる。だからこそうれしい、ありがたいなと思いながら、ほんとに真摯にその資格を受け入れて従事していく必要があるなと思います。

　お母さんが、がんばり過ぎるのではなくて、周りががんばって。「お母さんはもうほんとにただのお母さんでいてください」とよく言うんです。「じゃ私、家で何をつくってきましょう。どんなツールが要りますか」とか言われますが、「お母さんはその子のお母さんとしてできることをがんばってしてください、私たちは専門家としてそれをサポートさせてもらいたいと思っているので、できることがあったらどんどん言ってください」。要は、お母さんがただのお母さんでいられるような状況を専門家がつくっていく、これが本当の課題ではないかと思います。
　医療従事者ももっともっとそういうコミュニケーションの大事さを学んでほしいなと思いますし、医療を通して患者さんの自立スキルの向上につながればうれしいなと思っています。
　以上で私からの話を終わらせていただきます。ご静聴ありがとうございました。

株式会社 おめめどうは障がい支援を専門とする小さな会社です。

おめめどうのサービス／製品

☆刊行物
- 『レイルマン－自閉症文化への道しるべ－』Amazon Kindle版
- 『レイルマン2－自閉症文化の愉しみ方－』Amazon Kindle版
- 『歯医者さんを好きになる
  －自閉症児・者のための7つのひけつ－』 Amazon Kindle版
- 『幼児・学童期あるあるQ＆A
  －自閉症・発達障害・知的障害の人との暮らしお悩み100問－』
- 『自閉症・発達障害の人と伝えあおう、わかりあおう
  －コミュニケーションメモ帳の使い方ガイド－』

☆サービス
- 「ハルネット」（相談支援メーリングリスト）
  サービス開始以来、大変ご好評をいただいている相談支援サービスです。障がい支援についてのお悩みやご質問にお答えします。
- Zoomでのオンラインセミナーやオンライン個別＆グループ相談
  主催のものもありますが、ご希望の時間や条件に合わせさせていただきます。

☆製品
- 「巻物カレンダー」
  見やすさ、使いやすさが特長の横長式カレンダー（1ヵ月/1枚）です。七曜日式カレンダーの読み取りが難しかった方にも先の予定がわかりやすくなります。
  サイズ
  　巻物カレンダー：大　縦242mm×横1030mm/裏面 クリーム色
  　巻物カレンダー：中　縦200mm×横 840mm/裏面 パープル
  　巻物カレンダー：小　縦125mm×横 515mm/裏面 グレー
- 「コミュメモ帳各種」
  話し言葉でのコミュニケーションを上手にとることが難しい方に、会話の内容を文字や写真などの視覚的な方法でわかりやすくするメモ帳です。

☆その他のサービス
- セミナー・講演会の講師
- 直接支援・執筆（解説、コラムなど）

詳しくは「おめめどうshop」https://omemedo.ocnk.net/をご覧ください。

株式会社おめめどう
〒669-2223　兵庫県丹波篠山市味間奥190-8
TEL＆FAX　079-594-4667
E-mail info@omemedo.com
URL http://www.eonet.ne.jp/~omemedo/

■著者紹介
　高原　牧（たかはら　まき）
　歯科衛生士

　平成6年京都歯科医療技術専門学校卒
　平成18年日本福祉大学　経済学部経済開発学科卒

　社会福祉法人　花ノ木
　　　花ノ木医療福祉センター　歯科外来　に勤務

■表紙絵「歯がいたい」（1998.10.26）by dada

歯医者さんを好きになる
　　－自閉症児・者のための7つのひけつ－

　　　　2007年3月3日　第1刷
　　　　2022年2月25日　第2刷
　　　　　　定価(本体700円＋税)

著　者　高原　牧
発行所　株式会社おめめどう
　　　　〒669-2223　兵庫県丹波篠山市味間奥190-8
　　　　TEL&FAX　079-594-4667
　　　　E-mail　info@omemedo.com
発売所　山洋社
　　　　〒185-0002　東京都国分寺市東戸倉1-21-23
　　　　TEL&FAX.042-323-6321
　　　　E-mail　sanyosha@mbn.nifty.com

印刷・製本　株式会社プリテック

ISBN978-4-915594-28-1